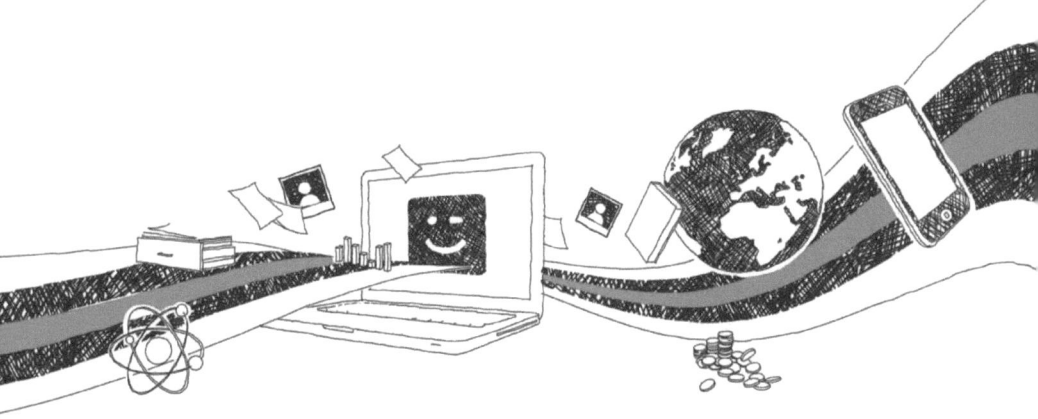
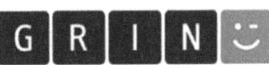

Kamil Wrona

Sozialpolitik in der DDR

GRIN Verlag

Bibliografische Information der Deutschen Nationalbibliothek:

Die Deutsche Bibliothek verzeichnet diese Publikation in der Deutschen National-
bibliografie; detaillierte bibliografische Daten sind im Internet über http://dnb.d-
nb.de/ abrufbar.

Impressum:

Copyright © 2005 GRIN Verlag GmbH
Druck und Bindung: Books on Demand GmbH, Norderstedt Germany
ISBN: 978-3-640-85856-9

Dieses Buch bei GRIN:

http://www.grin.com/de/e-book/49365/sozialpolitik-in-der-ddr

GRIN - Your knowledge has value

Der GRIN Verlag publiziert seit 1998 wissenschaftliche Arbeiten von Studenten, Hochschullehrern und anderen Akademikern als eBook und gedrucktes Buch. Die Verlagswebsite www.grin.com ist die ideale Plattform zur Veröffentlichung von Hausarbeiten, Abschlussarbeiten, wissenschaftlichen Aufsätzen, Dissertationen und Fachbüchern.

Besuchen Sie uns im Internet:

http://www.grin.com/

http://www.facebook.com/grincom

http://www.twitter.com/grin_com

Inhalt

Zusammenfassung

In dieser Hausarbeit werden wir, Kamil Wrona und Steven Nicolaus, uns mit der Sozialpolitik der ehemaligen DDR befassen, welches bereits in der Veranstaltung BHC 23 „Grundlagen der Sozial- und Gesundheitspolitik" im Sommersemester 2005 an der Universität Bielefeld von Dr. Thomas Schott, M.A. und Dipl.-Soz. Susanne Hartung, M.A. und den Teilnehmern diskutiert worden ist. Dabei werden wir im Laufe der Ausarbeitung einige inhaltliche Bereiche herausgreifen und diese näher diskutieren. Mit dieser Hausarbeit sollen stichhaltige Aspekte einer vergangenen politischen Ära in Bezug auf Ihre sozial politische Ordnung herauskristallisiert werden.

Im ersten Abschnitt dieser Hausarbeit, nach dem Vorwort, werden wir einen kurzen Überblick der Grundlagen allgemeiner Sozialpolitik vorstellen und dabei versuchen eine minimale Definition des Begriffs Sozialpolitik herauszustellen.

Im zweiten Abschnitt befassen wir uns kurz mit dem Werden des sozialpolitischen Systems in der Geschichte der Bundesrepublik Deutschland. Der Schwerpunkt dabei liegt bei den Anfängen der Sozialpolitik.

Nach diesen grundlegenden Informationen zum Thema Sozialpolitik, werden wir im dritten Abschnitt das sozialpolitische System der DDR ausführlich darstellen. Dabei werden wir im fünften Abschnitt einige uns als wichtig erscheinende inhaltliche Bereiche herausgreifen um diese näher zu diskutieren, nachdem wir im vierten Abschnitt einen kurzen Exkurs über den „Mythos sozialer Gleichheit in der DDR" vornehmen, welches als Überleitung dienen soll.

Der sechste Abschnitt stellt kurz einen Vergleich der sozialpolitischen Systeme der BDR und DDR dar, um die wesentlichen Unterschiede herauszustellen. Dabei werden wir auch versuchen Vor- und Nachteile der vorliegenden Systeme aufzuführen.

Im siebten und letzten Abschnitt befassen wir uns schließlich mit einem angemessenen Fazit bzw. einer stichhaltigen eigenen Kritik zur Thematik. Dabei werden wir vor allem eine eigene Meinung zum Thema einfließen lassen und sowohl positive als auch negative Aspekte des sozial politischen Systems der DDR diskutieren.

Diese Arbeit beruht, soweit nicht anders gekennzeichnet, auf den in den Vorlesungen gemeinsam erarbeiteten Ergebnissen und der von uns verwendeten Literatur. Zitierte Vorlesungsinhalte sind dabei nicht als solche von uns gekennzeichnet worden.

Vorwort

Erich Honecker formulierte in seinem Bereicht an dem IX. Parteiltag der SED in Berlin 1986 die Erfolge des sozialpolitischen Systems der Deutschen Demokratischen Republik:

„Unser Volk hat auf Grund der Entwicklung der Produktivkräfte und der sozialistischen Produktionsverhältnisse einen Lebensstandard erzielt wie noch nie in seiner Geschichte. Arbeitslosigkeit ist für uns ein Begriff aus einer anderen, fremden Welt. Gewährleistet sind uns soziale Sicherheit und Geborgenheit, Vollbeschäftigung, gleiche Bildungschancen für alle Kinder des Volkes"[1].

Insbesondere die Arbeitsplatzsicherheit gilt heutzutage noch mit Abstand als die beste Errungenschaft des vergangenen sozial politischen Systems der DDR. Doch gilt es auch andere wesentliche Aspekte und Strukturen der Sozialpolitik der DDR, wie z.B. die Sozialversicherung, Gesundheitswesen, Familienpolitik, Wohnungspolitik, soziale Sicherheit etc. und insbesondere auch die gesamte sozial politische Ordnung auf Leistungen und Mängel zu untersuchen, um damit eine realistische Vorstellung über das sozial politische System der DDR aufzuzeigen.

Der Gesamtfragestellung dieser Hausarbeit soll zunächst ein Überblick über Grundlagen der Sozialpolitik vorangestellt werden. Dies soll der allgemeinen Übersicht dienen und einen angemessenen Übergang zur Thematik schaffen.

---

[1] Erich Honecker, Bericht des Zentralkomitees der Sozialistischen Einheitspartei Deutschlands an den XI. Parteitag, Berlin 1986, S. 6

1. Grundlagen allgemeiner Sozialpolitik – Versuch einer Definition

Sozialpolitik im weitesten Sinn umfasst alle Maßnahmen, die zur Ordnung des gesellschaftlichen Lebens nach bestimmten Wertvorstellungen beitragen. Im Lexikon, wird Sozialpolitik definiert als „Sammelbegriff für die Maßnahmen (...) deren Ziel es ist, nach herrschenden Wertvorstellungen die ökonomischen und sozialen Lebensbedingungen einzelner oder Gruppen zu verbessern" (vgl. W. Fuchs – Heinritz et al., 1994).

Nach Gerhard W. Brück (1981) hat zunächst einmal bezogen auf eine gültige Definition das sog. Heyd'sche Axiom Gültigkeit: Politik werde, sei es als soziale oder als nicht – soziale Politik, immer „nach Maßgabe geglaubter Werte" betrieben[2]. Dies zeigt zunächst auf, dass eine Definition, wie sie im Lexikon vorzufinden ist, die Grundlage der Sozialpolitik ausreichend erfasst. Doch müssen nach Brück (1981) anscheinend noch andere Komponenten für eine stichhaltige Definition einbezogen werden.

Brück (1981) unterscheidet in seinem Versuch einer gültigen Definition zunächst einmal zwischen theoretischer und praktischer Sozialpolitik, die sich in zwei Wirkungsfelder aufgliedert. Theoretische Sozialpolitik bezieht sich auf den Versuch einer allgemeingültigen Definition. Nach Brück (1981) aber bringe die theoretische Sozialpolitik die verschiedensten Vorstellungen hervor, so dass Definitionen in der Literatur entsprechend heterogen auftreten. Die auf verschiedene Wirkungsfelder aufgegliederte praktische Sozialpolitik beinhaltet nach Brück (1981) eine regionale und eine funktionale Komponente:

- Regionale Sozialpolitik stellt sich als nationale, zwischenstaatliche, internationale und supranationale Sozialpolitik dar (vgl. G. W. Brück, 1981).

- Funktionale Sozialpolitik subsumiert die Sozialpolitik für Arbeitnehmer, alte Menschen, Kinder und Jugendliche etc. (vgl. G. W. Brück, 1981).

In diesem Zusammenhang bedingen sich nach Brück (1981) die theoretische und praktische Seite der Sozialpolitik gegenseitig, so dass man daraus folgende Definition, mit der sich arbeiten lässt, aufstellen kann:

---

[2] Heyde, Ludwig, Sozialpolitik (II/Allgemeines), HWdSWiss., Bd. 9, S. 547.

„Sozialpolitik ist eine aufgrund geglaubter Werte versuchte oder tatsächliche Einflussnahme auf die sozialen (und damit natürlich auch gesellschaftlichen) Bedingungen, unter denen die Menschen leben".

Brück (1981) ergänzt, dass solch eine Einflussnahme sowohl „bewusst" als auch „unbewusst" erfolgen kann.

Eine solche Definition soll nun auch als Hintergrundinformation bezogen auf die gesamte Thematik dieser Hausarbeit dienen. Wir werden uns nämlich, nach einem kurzen Überblick über das Werden des sozial politischen Systems in der BRD, mit der Eigenart des sozial politischen Systems der DDR beschäftigen und damit immer auch einen Bezug zu der von Brück (1981) aufgestellten Definition über Sozialpolitik herzustellen zu versuchen.

2. Entwicklung unseres sozialpolitischen Systems

Im Zuge der Industrialisierung gab es im 19Jhd. erste soziale Maßnahmen um die Arbeit als Antwort auf die „Maßlosigkeit des Kapitalismus" und die Verelendung breiter Bevölkerungsschichten, insbesondere der „gewöhnlichen" Arbeiter. Dabei sollten vor allem die Arbeitsverhältnisse von Kindern und Jugendlichen humaner gestaltet werden. In den 80er Jahren des 19Jhd. setzte sich Reichskanzler Bismarck für eine Verbesserung der Arbeitsbedingungen ein.

Unter den vielen wichtigen Gesetzesentwürfen sind vor allem die als die „drei Säulen der Bismarck'schen Gesetzgebung" bekannten Regelungen, das Krankenversicherungsgesetz (um 1883), das Unfallversicherungsgesetz (um 1884) und das Altersversicherungsgesetz (um 1889), hervorzuheben. Eine solche Führung sozialer Politik war damals einzigartig in der Geschichte der Menschheit.

Selbst noch nach dem 2. Weltkrieg hatte das mittlerweile weit ausgebaute System jahrzehntelang fast problemlos funktioniert. Inhaltlich bot es die beste Unterstützung und Förderung der sozial Schwächeren. Allerdings gab es nach der Teilung der Bundesrepublik mit Ende des zweiten Weltkrieges auch einige wesentliche strukturell und inhaltlich aufkommende Unterschiede im sozialpolitischen System der geteilten Regionen zu verzeichnen. Insbesondere bedingt durch die unterschiedlich geprägte Staatsführung (Demokratie vs. Sozialismus) In Deutschland aber ist insgesamt betrachtet durch die sozialpolitischen Maßnahmen des Staates, der Unternehmer und Verbände ein vorbildliches System der sozialen Sicherung entstanden.

Im Wandel der Zeit wurden in der BRD Schwerpunkte sozial politischer Führung umgelegt oder inhaltlich „renoviert". Ein sehr ernst zu nehmender Grund dafür ist u.a. eine Umverteilung der demographischen Struktur und Prozesse der deutschen Bevölkerung, welches sich nicht zuletzt an den aktuellen Bevölkerungspyramiden und Prognosen festmachen lässt. Inzwischen übersteigen die sozialen Ausgaben (nach dem Vorbild der sozialen Sicherung des Einzelnen) schon seit längerer Zeit die vorhandenen staatlichen Mittel, so dass durch dieses entstehende „Problem der Finanzierbarkeit" nach Alternativen gesucht werden muss.

3. Sozialpolitik im politischen System der DDR

Nimmt man Bezug auf die Verfassung, basierte die Sozialpolitik der DDR auf in der Verfassung kodifizierte sozialökonomische Grundrechte (vgl. Manfred G. Schmidt, 1999). Jedem Bürger der DDR wird „das Recht auf Schutz seiner Gesundheit und seiner Arbeitskraft"[3] gewährt. Artikel 35 sagt jedem Bürger zudem zu, dass „auf der Grundlage eines sozialen Versicherungssystems (…) bei Krankheit und Unfällen materielle Sicherheit, unentgeltliche ärztliche Hilfe, Arzneimittel und andere medizinische Sachleistungen (…)" zur Verfügung stehen. Zudem hat jeder Bürger „das Recht auf Fürsorge der Gesellschaft im Alter und bei Invalidität"[4]. In dieser Verfassung finden sich des Weiteren die Aussagen, dass jeder Bürger „das Recht (…)", und die „Pflicht zur Arbeit"[5] habe. „Ehe, Familie und Mutterschaft" standen „unter dem besonderen Schutz des Staates"[6]. Artikel 25 gewährte jedem Bürger das gleiche Recht auf Bildung. Artikel 34 gewährte das Recht auf Freizeit und Erholung. Artikel 37 sprach jedem Bürger das Recht auf Wohnraum zu (vgl. Manfred G. Schmidt, 1999).

Inhaltlich also zielte die Sozialpolitik der DDR bis zum Ende der 60er Jahre auf:

1. Not lindern und gegen Risiken des Lebens zu schützen (z.B. vor Alter, Krankheit, Invalidität, Mutterschaft, Tod des Ernährers)

---

[3] Art. 35 der Verfassung der DDR
[4] Art. 36 der Verfassung der DDR
[5] Art. 24 der Verfassung der DDR
[6] Art. 38 der Verfassung der DDR

2. Soziale Ungleichheit abzubauen (z.B. durch Recht auf gleiche Bildung)

3. Recht auf Arbeit für alle umzusetzen

In den 70er Jahren kam unter anderem hinzu:

4. Förderung des Wohnungsbaus (z.B. durch das Recht auf Wohnraum)

5. Gestaltung von Freizeit und Erholung

Zusammentragend kann man entsprechend formulieren, dass jeder Bürger zunächst einmal das Recht auf Schutz seiner Gesundheit und Arbeitskraft hatte. Schutz seiner Gesundheit hatte jeder Bürger auf der Grundlage eines sozialen Versicherungssystems. Jeder Bürger hatte das Recht auf Fürsorge der Gesellschaft im Alter und bei Invalidität. Ehe, Familie und Mutterschaft standen unter einem besonderen Schutz des Staates. Zudem erhielt jeder Bürger die Gewährleistung einer Sicherung der Wohnungsversorgung in Form von z.B. Subventionierung von Mieten. Subventioniert wurden zudem Güter des Grundbedarfs, Tarife des Personalverkehrs sowie Strom-, Gas- und Wasserversorgung.

Sozialpolitik war Staatsbürgerversorgung mit Grundversorgung auf niedrigem Sozialleistungsniveau pro Kopf, ergänzt durch verschiedenste Zusatz- und Sonderversicherungen und Subventionen. Sozialpolitik der DDR war in seiner Funktion gehalten, Voraussetzungen und Anreize für die Steigerung der Arbeitsproduktivität zu schaffen um dadurch eine eigene materielle Basis zu festigen. Die Politik sollte die Menschen gegen Lebensrisiken wie Alter, Krankheit und Erwerbslosigkeit absichern. Dazu gehörten u.a. das Recht auf Arbeit, eine Sozialversicherung mit dem Ziel der Sozialversorgung, Gesundheitsfürsorge mit dem Ziel der Gesundheitssicherung, Sozialfürsorge mit dem Ziel der sozialen Sicherung, Familienfürsorge mit dem Ziel, die Familie als Grundeinheit der Gesellschaft wiederherzustellen und Wohnungsfürsorge mit dem Ziel der Sicherung einer Heimstätte.

In diesem Zusammenhang lässt nach Manfred G. Schmidt (1999) sich unterschieden zwischen ideologischer und praktischer Sozialpolitik.

3.1 Ideologische vs. praktische Sozialpolitik der DDR

Die Besonderheit der Sozialpolitik der DDR stellte bis in die 60er Jahre ein eigentümliches Missverhältnis zwischen parteiinterner Ideologie und staatlicher Praxis dar. Begriff und Praxis der Sozialpolitik wurde in der DDR erfuhr erst in den 60er Jahren seine volle Anerkennung. Dies geschah noch während der „Ulbricht Ära" und nicht erst nach dem Machtwechsel von Ulbricht zu Honecker (vgl. Manfred G. Schmidt, 1999). Nach Schmidt (1999) erfuhr die Sozialpolitik nicht zuletzt durch Planungen zur Wirtschaftsreform eine Aufwertung. Planungsfachleuchte und die SED – Führung erhofften sich intelligente Planung und Lenkung sowie größere wirtschaftliche Effizienz.

3.1.1 Ideologische Sozialpolitik

In der parteioffiziellen Terminologie wurde der Begriff der Sozialpolitik bis in die 60er Jahre zurückhaltend gebraucht. Es herrschte Unsicherheit über die korrekte ideologische Einordnung von Sozialpolitik. Die Unsicherheit schwand erst allmählich. Sozialpolitik gehörte zur alten Frage, also zur Spaltung von Arm und Reich (Klassengesellschaft). Man sah in ihr ein Instrument mit dem die Herrschenden die Klassenspaltung der Gesellschaft zu übermalen und die Arbeiterschaft einzubinden gedachten. Sozialismus beseitigte die alte Soziale Frage und deshalb war auch der Anlass der Sozialpolitik entfallen (vgl. Manfred G. Schmidt, 1999).

3.1.2 Praktische Sozialpolitik

Im Sprachgebrauch der Politiker der Sozialverwaltungen der DDR war der Begriff „praktische Sozialpolitik" schon in den 50er Jahren fest verwurzelt. Den Begriff gab es schon zur Zeiten der Sowjetischen Besatzungszone und nach Gründung der DDR 1949. Praktische Sozialpolitik war im Sinne von Maßnahmen gestaltet, welche Schutz gegen Not und Sicherung gegen schwerwiegende Risiken, vorwiegend von abhängig beschäftigten Erwerbspersonen einer Industriegesellschaft gewähren und gesellschaftliche Ungleichheit vermindern sollte, wenngleich auf niedrigen Leistungsniveau und Zentrierung auf die Arbeitswelt (vgl. Manfred G. Schmidt, 1999).

4. Der Mythos sozialer Gleichheit in der DDR

„Politische und soziale Ungleichheit bleibt im realen Sozialismus nach wie vor das brisanteste Thema (...)", (D. Voigt, W. Voss, S. Meck, 1987).

Sozialismus beschreibt in diesem Zusammenhang im weitesten Sinne die Aufhebung von Klassen und Ungleichheiten. Dennoch ist soziale Ungleichheit in der Wirklichkeit des realen Sozialismus ein wesentlicher Bestandteil. Das sozialistische System der DDR war u.a. gekennzeichnet durch Mangelwirtschaft statt durch Überfluss, Unfreiheit der Bevölkerung, Machtmonopol der Parteiführer und Gegensätze geistiger und körperliche Arbeit. Es existiert somit allen Behauptungen nach zum Trotz eine Klasseneinteilung. Diese Aussage würde somit aber kontrovers zum sozialpolitischen System der ehemaligen DDR stehen (s. ideologische Sozialpolitik), (vgl. D. Voigt, W. Voss, S. Meck, 1987).

Diese und andere noch folgende Aspekte lassen große Zweifel bezüglich eines auf guten sozialpolitischen Strukturen basierenden politischen Systems in der DDR aufkommen. Hierzu werden wir im Folgenden versuchen einige wesentliche Elemente der Sozialpolitik der DDR zu veranschaulichen. Dabei soll auch die Frage beantwortet werden, ob die Wertvorstellungen des sozialistisch geführten politischen Systems der DDR auch sozial verträglich sind (Bezug zur Sozialpolitik der DDR).

5. Elemente der Sozialpolitik in der DDR

5.1 Arbeitsplatzgarantie

In den siebziger Jahren nahm in Westdeutschland die Arbeitslosigkeit rapide zu. Daher wurde in der DDR das Argument genutzt, dass Vollbeschäftigung und Beschäftigungsgarantie ein wesentlicher Anreiz sei, in der DDR zu leben, um die (innere) soziale Sicherheit dadurch sicherstellen zu können.

Um diese Vollbeschäftigung allerdings zu ermöglichen, gab es das in der Verfassung befindliche Recht auf Arbeit, welches eine Verpflichtung zur Arbeit enthielt.
Da in der DDR die Gleichberechtigung von Mann und Frau gesetzlich zugesichert war, galt somit dieses Recht und die Pflicht zur Arbeit für beide. Damit war jeder Bürger im arbeitsfähigen Alter

für sich verantwortlich. Seit dem 11. Oktober 1965 war laut ZK- Beschluss der SED jeder Bürger, der keiner geregelten Arbeit nachging und daraus folgend gegen die Gesetze der DDR verstieß, in Arbeitslager einzuweisen[7].

Im Auszug aus der Verfassung der Deutschen Demokratischen Republik vom 6. April 1968 heißt es im Artikel 24:

1) „Jeder Bürger der Deutschen Demokratischen Republik hat das Recht auf Arbeit. Er hat das Recht auf einen Arbeitsplatz und dessen freie Wahl entsprechend den gesellschaftlichen Erfordernissen und der persönlichen Qualifikation (…)".

2) „Gesellschaftlich nützliche Tätigkeit ist eine ehrenvolle Pflicht für jeden arbeitsfähigen Bürger. Das Recht auf Arbeit und die Pflicht zur Arbeit bilden eine Einheit".

Aus der Ideologie Recht/ Pflicht zur Arbeit entstand Absatz 3:

3) „Das recht auf Arbeit wird gewährleistet durch das sozialistische Eigentum an den Produktionsmitteln (…)".

Allgemein galt die Staatswirtschaft, bzw. die fast vollständig verstaatlichte Industrie als Fundament für die Vollbeschäftigung. Nicht zu vergessen ist auch die große Anzahl an Jobs in „unproduktiven" Stellen in Partei oder der Verwaltung als auch im überdimensionalen staatsinternen Sicherheits – Bereich.

Im Nachhinein gesehen, war die Aufrechterhaltung dieses aufwändigen Systems das, was letztendlich zum Scheitern des Ganzen führte. Dazu kam, dass die DDR- Wirtschaft eine Mangelwirtschaft war, was sich dadurch kennzeichnete, dass Produktionskapazitäten nie ausreichten um den Bedarf des Binnenmarktes, geschweige denn des RGW (Rat für gegenseitige Wirtschaftshilfe) zu befriedigen. Da Rationalisierungen und Modernisierungen in der Wirtschaft ausblieben, war Mehrarbeit, Verlängerung der Maschinenlaufzeiten und Mehrschichten-Arbeit von Nöten um die Produktivität zu steigern. Mit der Auswirkung, dass die Leute beschäftigt waren, aber nicht immer wirtschaftlich rentabel. Diese selbstzerstörerische Wirtschaftsstruktur brachte zwar

---

[7] Zeitgeschichte, Aus Politik und Zeitgeschichte (B 28/2001)

verfassungsmäßige Grundrechte, also eine Arbeitsplatzgarantie, zwar aber ökonomisch nicht tragbar.

In der Planwirtschaft der DDR war es notwendig, Arbeitskräfte im Wirtschaftssektor eigenständig zu verteilen und dafür zu sorgen, dass die Berufswahl der Jugendlichen systemkonform gesteuert wird. Die Berufsberatung in Schulen und Betrieben hatte somit auch die schwierige Aufgabe, den Arbeitskräftebedarf in Wirtschaft und Landwirtschaft mit den Interessen und Qualifikationen der Schulabgänger in Einklang zu bringen.

Um die Arbeitsfähigkeit der Mütter sicherzustellen, wurde eine Kinderbetreuung durch staatliche Einrichtungen sichergestellt. Trotz der Gleichberechtigung, bei der versucht wurde, bei Frauen Arbeitsleben und Mutterschaft in Verbindung zu bringen, was zu einer wirtschaftlichen Unabhängigkeit der Frauen führte, änderte sich das Geschlechterverhalten kaum. Die Dreifachbelastung durch Betrieb, Kinder und

Haushalt führte dazu, dass Frauen häufig in einfacheren, und daraus folgend, in schlechter bezahlten Berufen tätig waren.

5.2 Familienbezogene Sozialpolitik

Wie im Plenum des Faches BHC 23 erarbeitet wurde, fiel der reine Begriff der Sozialpolitik in den Anfangszeiten der DDR nicht. Das sozialistische System, welches dass „Soziale" schon im Namen trägt, erachtete das eigene System als so unfehlbar, als dass soziale Probleme nicht erst entstünden, welche eine eigenständige Sozialpolitik zur Behebung benötigten. Erst wirtschaftlich - strukturelle Probleme in den 70er Jahren führten dazu, dass wirtschaftliche und soziale Interessen fusionierten. Die Sozialpolitik der DDR wurde erstmals öffentlich benannt.

Schon das Zentralsekretariat der SED beschloss am 30.12.1946 grundlegende Maßnahmen für das Familienleben. Familienfürsorge, Arbeitsrecht, Schwangerenfürsorge und Einzelheiten der Sozialversicherung waren dabei nur einige der wesentlichen Kernpunkte (vgl. Theorie und Praxis der Sozialpolitik in der DDR, S.418).

Da Anfang der 70er Jahre in der DDR ein „Sterbefallüberschuss" zu verzeichnen war, musste familienbezogene Politik in die Systemlogik der führenden politischen Kräfte implementiert werden. Und durch einen gelungen Einfluss in die Familienplanung der Bevölkerung versprach man sich, einen Geburtenanstieg erzielen zu können. Durch folgende Maßnahmen wurde dieses Ziel erreicht:

- Durch eine „systematische Erhöhung des Schwangerschafts- und Wochenurlaubs" (Theorie und Praxis der Sozialpolitik in der DDR, S.129) 1976 waren dies insgesamt 26 Wochen bezahlte Freistellung

- Eine „einmalige staatliche Geburtenhilfe" in Höhe von 1000 Mark pro ersten Kind im Jahr 1972, 50 Mark   im Jahr 1950 und 500 Mark im Jahr 1958   (Theorie und Praxis der Sozialpolitik in der DDR, S.130)

- Volle Versorgung durch Krippen und Kindergärten zugesichert

- Eine Verkürzung der Wochenarbeitszeit für Mütter mit mehr als einem Kind bei vollem Lohnausgleich

- Müttern mit mehr als einem Kind wurde mehr Urlaub zugesprochen

Solche Maßnahmen machten es in den siebziger Jahren attraktiver sich für den Familienzuwachs zu entscheiden. Allerdings wurde abgegrenzt, indem die 2 bis 3- Kinder- Familie als optimaler Standard anerkannt wurde und die 1- Kind Familie zurückgedrängt werden sollte. Mehr als drei Kinder, so dachte man sich, würden nämlich die „Entwicklung" und ihre Leistungsfähigkeit für die Gesellschaft der Frau beeinträchtigen (Theorie und Praxis der Sozialpolitik in der DDR, S.124). In den Siebzigern und frühen Achtzigern, haben solche familienpolitischen Maßnahmen zur Stabilität in der Bevölkerungsreproduktion geführt. Begünstigt wurde diese Statistik durch die Abwanderungen von Rentnern in die BRD.

In den späteren 80er Jahren wurde die Stabilitätstendenz durch Abwanderung arbeitsfähiger Arbeitskräfte untergraben.

Die familienorientierte Sozialpolitik ist in den 70er Jahren durch Programme der SED gesteuert gewesen. Die Schwerpunkte waren:

- Die „Ausprägung der sozialistischen Lebensweise"

- bestimmt durch die „Gestaltung von Ehe- und Familienbeziehungen"

- die „Gleichberechtigung der Ehepartner", durch „wirtschaftliche Unabhängigkeit der Frauen", um gleichberechtigt „am gesellschaftlichen Leben teilzunehmen" (Theorie und Praxis der Sozialpolitik in der DDR, S.416)

Wie schon vorhin erwähnt, gab es bei der Ausübung der Sozialpolitik auch wirtschaftliche Hintergrundgedanken, die Finanzierung des gesamten Systems. Durch diese Sozialpolitik wurde nicht nur für genügend arbeitsfähige Bevölkerung gesorgt, sondern auch für eine Erhöhung der wirtschaftlichen Produktivität dieser. Die Planung der „Arbeits- und Lebensbedingungen" zielten auf ein angenehmes Betriebsklima ab, was durch eine „ständige Vervollkommnung des Gesundheits- und Arbeitsschutzes" erreicht werden sollte. Das Volk sollte also zu emsiger und produktiver Arbeit motiviert und zufriedener werden, indem gute Grundvoraussetzungen und so genannte Belohnungen eingeführt wurden (Theorie und Praxis der Sozialpolitik in der DDR, S.440).

Zunehmend wirtschaftliche Schwierigkeiten führten dazu, dass in der Amtszeit Erich Honeckers die Hauptaufgaben neu bestimmt wurden, durch Erhöhung des Lebensstandards sollte die Kaufkraft und die Zufriedenheit der Bevölkerung erhöht werden. Kernstück der Idee war die Schaffung neuen Wohnraums und Beschaffung von westlichen Produktionsanlagen für Konsumgüter und Exportgüter. Die daraus folgenden Verschuldungen beschleunigten dann noch den Ruin der DDR.

5.3 Gesundheitspolitik der DDR

Ähnlich dem WHO- Leitsatz, galt auch in der DDR, dass das „Wertvollste, was die Menschen" besäßen „ihre Gesundheit, die Leistungsfähigkeit und das körperliche und geistige Wohlergehen bis in das hohe Alter" sei. Allerdings, ging in diese Leitmaximen auch sozialistisches Gedankengut ein, liest man nur „Ein langes Leben in geistiger Frische, aktiv für sich... und die

Gesellschaft tätig, in steter Achtung durch die Mitbürger arbeitend und lebend. (Theorie und Praxis der Sozialpolitik in der DDR, S.320), wird dies erkennbar. Ging es doch, liest man zwischen den Zeilen, darum, die Bevölkerung gesund zu halten, damit ihre Arbeitskraft für das System bestehen bleibt.

Der Aufbau des Gesundheitswesens und Gesundheitsschutzes im sozialistischem System der DDR basierte auf den „Errungenschaften" des „ökonomischen und sozialen Fortschritts" in der Gesellschaft (vgl. Theorie und Praxis der Sozialpolitik in der DDR s.o). Dahingehend ist auch der Leitfaden der DDR Politik zu verstehen: „Wie du heute arbeitest, wirst du morgen leben".

Die „Einheit von Wirtschafts- und Sozialpolitik" (Theorie und Praxis der Sozialpolitik in der DDR, S.53) und Gesundheitspolitik sollte damit zum Ausdruck kommen. Das Wachstum der Produktion sollte erzielt werden durch wissenschaftlich -technischen Fortschritt und durch die Ausprägung sozialistisch denkender Charaktere Dies sollten die Triebkräfte sein, um Standards im Gesundheitswesen zu erhalten oder zu verbessern.

Entsprechend des erzielten Nationaleinkommens wurde damit das Gesundheitswesen (durch Fonds) finanziert. Seit der Gründung der DDR entwickelte sich in der DDR ein weltweit anerkanntes Gesundheitssystem. Da aber die wirtschaftliche Entwicklung in der DDR aber der Mitte der siebziger Jahre stagnierte, wurde dieses einfach nicht mehr finanzierbar.

Der Gesundheitsschutz basierte im Wesentlichen auf Artikel 35 der Verfassung:

1) Jeder Bürger der Deutschen Demokratischen Republik hat das Recht auf Schutz seiner Gesundheit und seiner Arbeitskraft.

2) Dieses Recht wird durch die planmäßige Verbesserung der Arbeits- und Lebensbedingungen, die Pflege der Volksgesundheit, eine umfassende Sozialpolitik, die Förderung der Körperkultur, des Schul- und Volkssports und der Touristik gewährleistet.

3) Auf der Grundlage eines sozialistischen Versicherungssystems werden bei Krankheit und Unfällen materielle Sicherheit, unentgeltliche ärztliche Hilfe, Arzneimittel und andere medizinische Sachleistungen gewährt.

Durch diesen Artikel wurde jedem Bürger der DDR der Schutz der eigenen Gesundheit zugesichert, unabhängig vom Alter oder Geschlecht, ob arbeitsfähig oder nicht. Positiv war diesem System anzurechnen, dass jedem Bürger der gleiche Gesundheitsschutz gewährt wurde und eigentlich keine Bevorzugungen aufgrund beruflicher oder sozialer Verdienste stattfanden. Diese sozialen Leistungen in Bezug auf den Gesundheitsschutz waren zudem für jeden Bürger kostenlos. Die Bürger zahlten lediglich in die staatliche Versicherung ein, es entstanden keine weiteren Kosten (wie Rentenversicherung oder andere Zuzahlungen).

Medikamente waren kostenlos, genauso wie verschreibungspflichtige Arzneimittel. Zahnersatz und optische Sehhilfen waren zudem gebührenfrei.

Ab den 70er Jahren hatte man erkannt, dass die Alterssicherung nicht mehr den erhofften Entwicklungsstand erreicht, Bürger konnten sich von nun an freiwillig zusätzlich versichern (FZR – Freiwillige Zusatzrentenversicherung). Auch in der gesundheitlichen Versorgung ergaben sich Mängel. Die Stagnation der Wirtschaft der DDR (bedingt durch die allgemeine Wirtschaftsflaute, Ölkrise, und der weltweiten Wirtschaftsflaute und die Rohstoffarmut der DDR) brachte Defizite in allen sozialen Bereichen.

6. Sozialpolitik der DDR im Vergleich zur Bundesrepublik Deutschland

Die wirtschaftliche Kraft der DDR war zwar nicht allzu groß, trotzdem galt die DDR als Wohlfahrtsstaat, so lange sie es sich auch leisten konnte. Die DDR erbrachte in den ersten Jahren eine gute Grundversorgung der Bürger durch ihre Sozialpolitik. Die Sozialpolitik beinhaltete aber auch einen „Zwang zur Arbeit" und damit eine Kontrolle der Arbeitskraft der Bevölkerung. Diese daraus resultierende Arbeitsplatzsicherheit brachte aber auch wirtschaftliche Ineffizienz hervor (vgl. Manfred G. Schmidt, 1999).

Im Folgenden möchten wir einen direkten Vergleich der Sozialpolitik der DDR zur Bundesrepublik Deutschland mittels einer Tabelle (Abb. 1) aufstellen. Hierzu beziehen wir uns auf Manfred G. Schmidt, 1999. Dabei soll hauptsächlich der direkte Vergleich im Hinblick auf einen Wohlfahrtsstaat im Vordergrund stehen.

Merkmal	DDR	Bundesrepublik Deutschland
Sozialrechte oder Armenunterstürtzung	Sozialrechte – unter Vorbehalt des politischen	Sozialerechte
Private Sozialausgaben	sehr gering	mittel
Finanzierungsanteil Sozialbeiträge	mittel, Tendenz abnehmend	groß
Differenzierung nach Berufsgruppen	sehr groß	groß
Höhe des Lohnersatzes der Rente	niedrig (Sonderversorgung: hoch)	mittel bis hoch
Höhe der Nettostandardrente	niedrig (Sonderversorgung: hoch)	mittel bis hoch
Beitragsjahre bis zur Anspruchsberechtigung	mittel	mittel bis viele
Größe des Versichertenkreises	Staatsbürgerversorgung	Sozialversicherte und Angehörige, Sozialhilfe für alle
Umverteilung	groß	relativ groß
Vollbeschäftigungsgarantie	ja (Soll und Ist)	nein
Profil der Familienpolitik	beschäftigungspolitisch und pronatalistisch	zwischen konservativer und egalitärer Geschlechterordnung
Sozialausgaben in % BIP	mittel (enge Definition), sehr hoch (weite Definition)	hoch
Schutz gegen Marktkräfte	extrem stark	mittel
Anreiz oder Zwang zur Arbeit	sehr stark	schwach
Typ des Wohlfahrtsstaates	autoritärer, sozialistischer Wohlfahrts- und Arbeitsstaat	zentristischer Wohlfahrtsstaat

(Manfred G. Schmidt, 1999)

Mittels einer pronatalistischen Familienpolitik, Arbeitsplatzgarantie und umfangreichen Preissubventionen wurde aus der DDR ein Wohlfahrtsstaat gemacht, der auf Grund fehlender Wirtschaftskraft nicht gehalten werden konnte.

7. Literaturverzeichnis

Dr. Anton Filler et. al. (1979): Theorie und Praxis der Sozialpolitik in der DDR. Akademie Verlag, Berlin, S. 53 – 418.

Dieter Voigt, Werner Voss, Sabine Meck (1987): Sozialstruktur der DDR: Eine Einführung. Wissenschaftliche Buchgesellschaft, Darmstadt, S. 132 – 138.

Gerhard W. Brück (1981): Allgemeine Sozialpolitik: Grundlagen – Zusammenhänge – Leistungen. Bund – Verlag GmBH, Köln; zweite und aktualisierte Auflage, S. 19 – 21.

Werner Fuchs – Heinritz, Rüdiger Lautmann, Otthein Rammstedt, Hanns Wienold (1994): Lexikon zur Soziologie. Westdeutscher Verlag GmbH, Opladen, 3., völlig neu bearbeitete und erweiterte Auflage, S. 620 – 621.

Manfred G. Schmidt (1999): Grundzüge der Sozialpolitik in der DDR. Zentrum für Sozialpolitik Universität Bremen, Bremen, S. 5 – 43.

Verfassung der Deutschen Demokratischen Republik vom 06.04.1968 in der Fassung des Gesetzes zur Ergänzung und Änderung der Verfassung der Deutschen Demokratischen Republik vom 07.10.1974 (Gesetzblatt Teil I, Nr. 47).